AF462277

CONSIDÉRATIONS

SUR LA

DILATATION DE L'ESTOMAC

PAR

Alfred MARCHAL,
Docteur en médecine de la Faculté de Paris.
Ancien externe des hôpitaux de Paris.

PARIS
A. PARENT, IMPRIMEUR DE LA FACULTE DE MEDECINE
29-31, RUE MONSIEUR-LE PRINCE, 29-31

1879

CONSIDERATIONS

SUR LA

DILATATION DE L'ESTOMAC

CONSIDERATIONS

SUR LA

DILATATION DE L'ESTOMAC

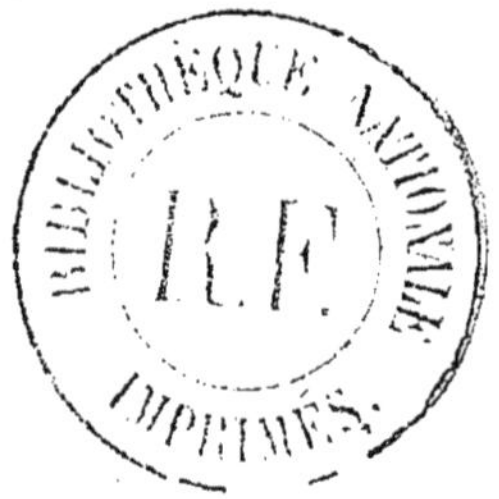

PAR

Alfred MARCHAL,

Docteur en médecine de la Faculté de Paris.
Ancien externe des hôpitaux de Paris.

PARIS
A. PARENT, IMPRIMEUR DE LA FACULTE DE MEDECINE
29-31, RUE MONSIEUR-LE-PRINCE, 29-31

1879

CONSIDERATIONS

SUR LA

DILATATION DE L'ESTOMAC

La dilatation stomacale n'est pas une entité morbide, mais bien plutôt un symptôme ou une complication, car le plus souvent la cause qui lui donne naissance se traduit par d'autres manifestations, qui peuvent à bon droit être considérées comme la maladie principale.

Avant le travail que Duplay fit paraître en 1833, on pensait généralement que la dilatation de l'estomac se liait toujours à quelque lésion incurable, ce qui explique que jusqu'à cette époque elle n'ait point été l'objet d'études approfondies ; de plus, elle était alors considérée comme une maladie rare, les dilatations énormes ayant seules attiré l'attention des observateurs, ainsi qu'on peut s'en convaincre en parcourant les faits consignés dans le travail de Duplay, et dont quelques-uns sont de date fort ancienne.

Depuis, le domaine de cette affection s'est beaucoup élargi, ses causes ont été examinées à un point de vue moins exclusif : Duplay les reconnaît multiples et constate qu'à l'autopsie tantôt on rencontre un obstacle tout mécanique, tantôt on ne peut trouver les traces de la maladie originaire. Brinton, plus tard, considère, suivant les cas, la dilatation stomacale comme un épiphénomène, ou comme primitive, « symptomatique d'une maladie mystérieuse et fatale, qui atteint principalement ou exclusivement l'estomac. »

Mais après ces travaux, et d'autres très-remarquables, ce qui a peut-être grandement contribué à attirer l'attention sur la dilatation de l'estomac, à la faire reconnaitre là où on ne l'eût point cherchée auparavant, à multiplier ainsi les cas observés, et à étudier les causes, c'est l'emploi d'un procédé thérapeutique spécial, la pompe stomacale, dont Kussmaul le premier s'est servi contre cette affection.

Quoi qu'il en soit, la dilatation stomacale est une affection bien plus fréquente qu'on ne le supposait avant qu'elle n'eût été l'objet des recherches modernes déjà si nombreuses, et qui se produit sous l'influence de causes très-diverses. Mais doit-on affirmer qu'elle peut être également une maladie essentielle, primitive, comme l'admet Brinton, ainsi que nous venons de le voir? Il nous semble que l'assertion de cet auteur ne saurait être acceptée qu'avec réserve; des affections génératrices de plus en plus nombreuses ont été reconnues, ce n'est que par élimination que l'on peut arriver a établir le caractère primitif, et, si l'on trouve des cas dans lesquels l'autopsie reste muette, tel que celui de Lieutaud et un autre de Rayer relatés par Duplay, la démonstration ne peut être considérée comme faite. Il est peut-être plus conforme à l'état de nos connaissances, sans nier la possibilité de la dilatation primitive, de se rallier à l'opinion de Bayard qui, en affirmant n'avoir pu trouver dans la science un seul cas bien authentique de dilatation simple de l'estomac ayant occasionné la mort, reconnaît que la question est encore à résoudre.

Il importe cependant de bien définir ce que nous entendons par dilatation primitive :

Qu'elle soit primitive ou non, il est bien évident que le mécanisme de sa production consiste dans une résistance insuffisante de la couche musculaire à l'action mécanique du contenu qui tend à dilater la poche stomacale, quelles que soient les causes qui aient amené cet état. Dans la plupart des cas, cette force de résistance insuffisante des parois peut être attribuée à des affections déterminées, et il ne saurait être question de dilatation primitive, mais on conçoit qu'il puisse exister une faiblesse congénitale, par exemple, ou une affection primitive des fibres musculaires ou des expansions nerveuses terminales, qui amène la dilatation sous l'influence des efforts physiologiques que subit l'estomac, d'une manière en quelque sorte fatale.

Nous ne connaissons aucune obsrvation qui présente ces caractères et qui nous offre un exemple de dilatation vraiment essentielle. Nous ne pouvons ranger dans cette catégorie les dilatations nées sous l'influence de l'hystérie (obs. V) ou bien la dilatation suite de traumatisme, que l'on a signalée sous le nom de dilatation aiguë ; c'est à peine d'ailleurs si ces deux affections peuvent rentrer dans ce qu'on décrit actuellement sous le nom de dilatation stomacale.

Nous ne reconnaîtrons non plus comme primitive une dilatation produite sous l'influence d'une déchéance nutritive telle que celle de l'alcoolisme, dans les cas où, même sans intervention de l'inflammation de la muqueuse, la perte de résistance serait due à une dégénérescence des fibres, car il ne s'agit pas ici d'une altération atteignant principalement ou exclusivement les fibres de l'estomac, et d'ailleurs l'alcoolisme avec ses manifestations diverses constitue dans ce cas la maladie primitive. Nous ne verrions guère que la dilatation par polyphagie que l'on pourrait à la rigueur appeler primitive; mais peut-on entièrement négliger dans ce cas l'altération de la muqueuse par suractivité fonctionnelle et ses effets?

Non-seulement nous n'oserons pas affirmer l'existence de la dilatation primitive, essentielle, mais le plus souvent, nous devrons reconnaître qu'elle n'est qu'un symptôme accessoire, et il en sera ainsi dans tous les cas de cancer de la région pylorique, de tumeur cancéreuse comprimant extérieurement le pylore, et dans tous les rétrécissements pyloriques, cicatriciels ou autres, assez considérables pour entraver définitivement la nutrition par l'obstacle apporté au passage du chyme dans l'intestin.

Bien que le plus souvent, la dilatation, peu considérable, ne fasse qu'ajouter ses symptômes à ceux de la lésion organique, elle peut aussi constituer à elle seule le tableau clinique, et même être révélée seule par l'examen physique, car, de même que nous voyons l'asystolie cardiaque masquer les signes propres de la lésion d'orifice, les signes physiques du développement pathologique de l'estomac peuvent également masquer ceux de la lésion organique. Tel ce cas relaté par Kussmaul (obs. III de son travail sur le traitement de la dilatation) dans lequel la tumeur pylorique ne pouvait être reconnue. Dans notre observation II, tous les signes de la dilatation sont réunis, et la symptomatologie tout entière s'interprète aisément par la dilatation seule ; cependant la notion de cause nous oblige à faire une très-large place à l'hypothèse d'une lésion pylorique, retrécissement ou tumeur.

Nous avons donc un premier groupe dans lequel la dilatation, tout à fait accessoire, peut passer inaperçue, puis un deuxième dans lequel elle masque la lésion plus grave, la lésion principale.

Dans une autre série de faits beaucoup moins nombreux que ceux qui se rattachent aux lésions organiques, nous trouverons ceux dans lesquels la dilatation constitue le principal effet de la maladie génératrice. C'est dans ce groupe qu'il faudrait ranger les cas de dilatations essentielles et primitives.

Enfin, souvent la dilatation est produite par une affection qui s'affirme par des symptômes propres, se joignant à ceux de la complication ; il en sera ainsi de l'alcoolisme et de la gastrite chronique. Notre obs. I nous paraît un exemple de ce complexus pathologique, et peut-être n'est-il pas téméraire de penser que c'est dans cette catégorie qu'il faut ranger bien des faits, qui, mis à l'actif de la gastrite chronique alors que cette affection dominait la pathologie stomacale, et que la dilatation n'était guère étudiée, viennent aujourd'hui grossir le domaine de cette dernière.

En mentionnant cette coexistence de symptômes appartenant à d'autres lésions, nous avons suffisamment fait ressortir une des causes de difficulté dans le diagnostic de la dilatation ; deux autres non moins importantes s'y ajoutent, et nous font comprendre comment cette affection à pu être à peu près passée sous silence avant les travaux modernes.

Les symptômes propres de la dilatation ne présentent point une netteté telle qu'on ne puisse les attribuer à d'autres affections. Sans nous arrêter à aucun symptôme banal, les vomissements, outre qu'ils peuvent manquer, ne sont pas toujours semblables, ni quant à la nature des matières, ni quant à leur fréquence ; il n'est pas jusqu'à la disproportion entre les liquides rendus et ceux qui ont été ingérés récemment, qui ne se retrouve dans d'autres circonstances, notamment dans les vomissements pituiteux si fréquents chez les alcooliques. La présence des sarcines n'est pas non plus exclusive de toute autre cause. Le bruit de flot hydroaérique, malgré son importance diagnostique, ne peut être considéré comme pathognomonique de cette affection, comme l'est par exemple le même signe dans l'hydro-pneumo-thorax, car la dilatation stomacale n'est pas indispensable à sa production.

Enfin, les signes obtenus par la percussion, qui dans cette circonstance devraient être un critérium absolu, manquent peut-être d'une précision suffisante dans leur interprétation. Rillet déjà déclare qu'il est difficile de préciser où finit l'état normal, et où commence l'état morbide, et se plaint que la science manque, pour l'estomac, d'un travail de mensuration comparable à ce qui à été fait pour le cœur, en exprimant le désir qu'on institue des expériences qui permettent de juger du degré d'agrandissement pendant la vie ou après la mort. Nous rappelons plus loin, à propos de notre obs. III, le procédé que l'on a employé pour faciliter la délimitation de l'estomac, mais quelque exactement que l'on parvienne à fixer ces limites, il n'en restera pas moins l'impossibilité de tracer celles des dimensions physiologiques et pathologiques, telles dimensions qui correspondent chez l'un à un estomac dilaté, étant compatibles chez l'autre avec un fonctionnement normal de cet organe.

PATHOGÉNIE. CAUSES. — Le mécanisme de la dilatation, avons-nous dit, se résume en une action insuffisante de la couche musculaire de l'estomac sur le contenu de cet organe. A la suite de diverses circonstances que nous retrouverons avec les causes, ce plan musculaire se laisse forcer, et les symptômes fonctionnels apparaissent. Mais le moment, le degré d'éctasie qui coïncideront avec cette phase dans laquelle le muscle est forcé, seront nécessairement variables; et nous ne pourrons nous contenter, pour reconnaître une dilatation au sens pathologique du mot, d'un criterium basé sur des limites physiques, comme semble le penser Rillet lorsqu'il déclare qu'on peut approximativement considérer comme dilaté, un estomac dont la grande courbure à l'état de plénitude atteint l'ombilic. Il ne nous suffira même pas de la présence de cet autre signe, que le même auteur donne comme tout à fait caractéristique, à savoir la facilité de la production de l'ectasie, et la difficulté de la rétraction.

Il faut absolument la coexistence des symptômes morbides avec des dimensions anormales de la cavité stomacale, sinon nous n'avons qu'une dilatation physiologique.

L'augmentation de la capacité stomacale paraît néanmoins présenter quelques différences physiques, selon qu'elle est physiologique ou pathologique. C'est chez de gros mangeurs surtout que nous trouvons un estomac considérablement augmenté de volume, et cela d'une façon permanente, sans troubles fonctionnels notables; Rillet et d'autres ont signalé dans ces cas une forme particulière de l'estomac : le pylore est notablement abaissé, par conséquent éloigné du cardia, point fixe, et la petite courbure se trouve allongée. Dans la dilatation morbide, au contraire, Duplay déjà a attiré l'attention sur une disposition spéciale signalée fréquemment depuis, notamment par Rillet, Bayard, etc. Le pylore se trouve remonté, rapproché du cardia et sur le même plan que lui. La difficulté de l'expulsion des bols alimentaires dans ces conditions a frappé l'esprit de tous ces observateurs.

Le rapprochement et l'opposition de ces deux formes que prend la cornue stomacale augmentée de dimensions, correspondant, l'une à une dilatation non morbide quoique n'étant déjà plus physiologique, et l'autre à un syndrome pathologique, nous fournit la clef du mécanisme dans les deux cas. Dans le premier, dans la dilatation avec abaissement du pylore, la capacité de l'estomac s'est peu à peu accommodée à un contenu plus volumineux, et cela sans lésion de la structure de ses parois, et nous assistons sans doute à une hypertrophie compensatrice, analogue à ce que nous observons dans les lésions cardiaques. Dans ce cas particulier, en effet, l'action du muscle stomacal rencontre les mêmes obstacles, les mêmes causes d'épuisement que l'action du muscle cardiaque. Il s'agit de gros mangeurs, et l'estomac non hypertrophié s'épuiserait à brasser la masse alimentaire trop volumineuse et à lui faire franchir l'orifice pylorique, de même que le cœur s'épuise à mettre en mouvement une masse de sang plus considérable par suite du reflux dans les insuffisances valvulaires, ou bien à lutter contre l'obstacle des orifices rétrécis. La forme même de l'estomac, dans ce cas, est en quelque sorte déjà une compensation; la courbe de la cornue est considérablement redressée, et l'effort de contraction s'exerce plus également sur tout le pourtour de la masse alimentaire, qui progresse d'une manière plus uniforme dans une direction en quelque sorte rectiligne et plus déclive. Ajouterons-nous que l'effort exercé de dedans en dehors sur un réservoir courbe comme l'estomac, soit par réplétion alimentaire, soit expérimentalement, par insufflation, tend à le redresser, en lui donnant ainsi la plus grande capacité, si les parois résistent suffisamment.

Si, au contraire, ainsi que cela s'observe dans le cas de dilatation morbide, de tunique musculaire incapable d'hypertrophie, les aliments, ingérés en quantité normale, séjournent davantage par lésion muqueuse ou par insuffisance expultrice, il se produit une accumulation de résidus, auxquels la paroi cède aisément, et la distension se fera nécessairement aux dépens de la partie la plus convexe, de la grande courbure, qui d'ailleurs produit physiologiquement, par sa distension ou son retour sur elle-même, les modifications de volume de l'organe, tandis que la petite courbure, comprise entre deux points normalement fixes, échappe à toute modification considérable. Cette forme plus ou moins globuleuse de l'estomac dilaté par la grande courbure, tendra à faire remonter le pylore, en même temps que le poids accru de l'organe tiraillant les fibres du cardia, elles s'allongeront et cet orifice s'abaissera. Les deux orifices ainsi rapprochés, la forme générale de l'organe sera la moins favorable à la progression des matières.

Nous n'aurons guère lieu de rechercher une hypertrophie compensatrice précédant la dilatation, car le plus souvent la cause de rupture de l'équilibre entre la pression exercée par le contenu, et la résistance de la paroi, sera l'affaiblissement de cette dernière par quelque altération de la muqueuse, soit même de la couche musculaire, la distension par polyphagie paraissant, chez nous au moins, assez rare.

Après ce que nous avons dit de la difficulté qu'il y a de bien limiter le domaine de la dilatation stomacale, tant à raison des autres lésions qui l'accompagnent ou la précèdent qu'à raison de l'incertitude de ses symptômes, il nous semble que la part à faire dans les signes physiques à la dilatation en quelque sorte normale, et à la dilatation pathologique, présente un grand intérêt. A ce titre, sans nous dissimuler les difficultés considérables qu'il y a à se rendre compte même approximativement de la forme de l'estomac sur le vivant, il nous a paru utile de rappeler les différences de forme signalées par les observateurs et de constater que le mécanisme de leur production ne permet pas de les cansidérer comme des circonstances fortuites.

Mais le mécanisme de la dilatation pathologique mérite encore d'être examiné isolément, car il peut servir à apprécier la valeur des causes productrices.

La dilatation de l'estomac supposant une accumulation de son contenu, voyons ce qui prévient d'ordinaire cette accumulation.

On a fréquemment comparé les phénomènes mécaniques de la digestion stomacale, amenant l'ectasie à la suite de certains obstacles, à ce qui se passe dans la vessie (Kussmaul). Il nous semble que le phénomène est plus complexe. Dans la vessie, l'unique fonction mécanique provoquée par la présence de l'urine est la contraction, ayant pour but l'expulsion de ce liquide. Dans l'estomac, au contraire, trois phénomènes sont alternativement provoqués par la présence des aliments : leur brassage, constituant une grande partie de la digestion stomacale, leur expulsion par le pylore, enfin leur rejet par le vomissement, dans des conditions pathologiques seulement. Ces phénomènes sont indépendants de notre volonté, et provoqués nécessairement par des sensations inconscientes ayant leur point de départ à la surface de la muqueuse (Vulpian, Schiff), et comme ces sensations ont trois effets tout à fait différents, nous devons penser que c'est la nature diffférente du contenu, ainsi que l'état de la muqueuse qui mettent en jeu l'activité de l'un ou de l'autre des trois arcs réflexes formés par des rameaux sensitifs reliés au moyen de noyaux de cellules, tantôt à des filets moteurs animant des fibres différentes de l'estomac suivant que doit se produire le mouvement de brassage alimentaire, ou la progression du chyme par le pylore, tantôt aux filets moteurs des muscles des parois abdominales, lorsque doit se produire le vomissement.

Brinton explique le brassage des aliments par un mouvement péristaltique lent, partant du cardia pour aboutir au pylore, en faisant progresser dans ce sens les couches superficielles du contenu, tandis que les couches centrales suivent le trajet inverse, ainsi qu'on peut le produire expérimentalement en faisant cheminer un piston annulaire dans un cylindre.

Ce mouvement se produisant aussitôt que les aliments ingérés sont en contact avec la muqueuse saine, on peu supposer que la sensibilité normale de toute la surface muqueuse se manifeste par la mise en jeu du premier de nos trois réflexes. Que l'on borne le rôle physiologique de l'estomac à une trituration mécanique des aliments comme le veulent des théories récentes, ou bien qu'on lui attribue un rôle plus important, il est bien certain que cet organe n'est pas uniquement un réservoir destiné à aménager en quelque sorte les matériaux alimentaires à leur entrée dans le canal digestif, qui a lieu d'une manière intermittente, pour les livrer d'une manière plus uniforme à la filière de l'intestin, comme la vessie n'est qu'un réservoir qui retient les déchets de nutrition fournis continuellement par le rein, comme le rectum accumule les matières fécales, jusqu'à ce qu'elles puissent être expulsées. Son rôle pathologique est trop considérable pour que cette hypothèse soit possible; d'ailleurs la preuve indéniable que les aliments sont soumis par lui à une élaboration déterminée, c'est qu'ils ne passent pas par le pylore suivant l'ordre de leur entrée, mais suivent un ordre fixé par leur nature, leur état; ce fait, bien établi en physiologie, l'est aussi en pathologie, car dans certaines affections, notamment dans le cancer, on retrouve dans les vomissements des aliments ingérés depuis longtemps.

Le pylore s'ouvrant donc pour laisser passer les aliments élaborés, tandis qu'il reste clos au contact des autres, alors que cependant tout le contenu stomacal est successivement et indifféremment amené au contact de cette extrémité, on peut supposer que la sensibilité spéciale de la muqueuse pylorique met en jeu le second réflexe, donnant lieu à la contraction des fibres voisines du pylore, et dilatant cet orifice alors que les contractions péristaltiques ordinaires viendraient expirer à une certaine distance de la région pylorique; en effet on a remarqué fréquemment que lorsque les fibres avoisinant le pylore sont détruites, l'expulsion des matières alimentaires n'a plus lieu, et que les contractions du corps de l'estomac sont impuissantes à les produire.

Enfin, le contact des matières alimentaires altérées de diverses manières, notamment par un séjour prolongé dans l'estomac, sans chymification suffisante, paraît devoir provoquer le troisième réflexe, le vomissement.

Ce sont ces trois actes réflexes qui préviennent

l'accumulation stomacale, les deux premiers dans les circonstances normales, le troisième dans les circonstances pathologiques; il importe donc, en dehors des causes qui, telles que l'obstruction pylorique, amènent directement l'accumulation, de faire une grande part dans la pathogénie à toutes les influences qui tendent à altérer l'intégrité de ces actes; c'est dire que l'influence des lésions de la muqueuse, de la musculaire et du système nerveux devra surtout être examinée à ce point de vue.

Ceci dit, nous passons à l'énumération des causes qui ont été assignées à la dilatation, en nous rappelant qu'elles doivent toutes aboutir à l'accumulation du contenu stomacal, produisant l'affaiblissement du muscle si elle n'en est un effet.

Dans cet ordre d'idées, la polyphagie se présentera d'abord à l'esprit ; c'est elle qui réalise sans aucun intermédiaire cette accumulation stomacale; nous avons vu plus haut qu'elle donnait fréquemment lieu à une dilatation physiologique, probablement accompagnée d'hypertrophie. Dans les cas qui nous occupent, l'acte réflexe qui préside à l'élaboration stomacale, ne pouvant être assez énergique, et l'accumulation alimentaire forçant la tunique musculaire, il y a dilatation avec son cortège de symptômes morbides. La polyphagie doit également exercer une influence fâcheuse sur la muqueuse, et la dilatation se trouve encore hâtée par voie indirecte. Cette cause est indiquée par tous les auteurs; on la voit rarement, chez nous, produire seule la dilatation; mais les vices et surtout les excès d'alimentation, ont une large part dans la production de la dilatation, si on les fait intervenir comme causes accessoires.

Dans une deuxième classe de causes, nous rangerons toutes celles qui relèvent d'un obstacle mécanique à l'expulsion du bol alimentaire. Ce sont les plus anciennement connues, celles qui donnent lieu aux dilatations les plus considérables, peut-être aussi les plus fréquentes, si l'on pouvait tenir compte de tous les cas dans lesquels les symptômes d'une très-grave lésion génératrice rejettent dans l'ombre ceux d'une dilatation au début.

Parmi ces causes, constituant un obstacle mécanique, nous trouvons la compression du pylore par des tumeurs provenant des organes voisins, du foie principalement. Oppolzer signale cette cause en insistant sur la différence des effets suivant le siége de la tumeur en avant ou en arrière du pylore; dans le premier cas, la sténose pourra être considérable, l'orifice stomacal se trouvant compris entre la tumeur et le rachis, plan résistant qui empêchera la région pylorique d'échapper à la compression ; dans le deuxième cas, la laxité de la paroi abdominale ne permettra qu'une compression faible, même avec une tumeur volumineuse.

Des corps étrangers engagés dans le pylore ont été également signalés comme cause d'obstruction et d'ectasie.

Avec les obstacles résultant des parois pyloriques mêmes, nous abordons un ordre de faits plus intéressant. On sait combien est fréquent l'ulcère simple de cette région ; nous verrons plus loin par quel mécanisme indirect il produit l'ectasie en détruisant les fibres musculaires; mais il arrive fréquemment que la cicatrice qu'il laisse après lui donne lieu à une obstruction plus ou moins complète. Cette cause a été reconnue dans un grand nombre de cas de dilatation; plus fréquemment, elle n'est que soupçonnée, le diagnostic de l'ulcère n'ayant pas été fait et la santé générale du malade faisant écarter d'autres causes. Kussmaul donne une observation de guérison par la pompe dans un cas de rétrécissement cicatriciel. D'autres altérations de la muqueuse pourront produire des cicatrices avec ectasie. Oppolzer cite un cas consécutif à un empoisonnement par l'acide sulfurique.

Mais le plus important, sans contredit, des obstacles pyloriques amenant la dilatation est dû au cancer de cette région, signalé par tous les auteurs, et la fréquence du carcinome stomacal explique suffisamment le grand nombre des cas observés. Notre observation III est relative à cette cause. Il est peut-être difficile, en l'absence d'examen cadavérique, de faire, dans ces ectasies, la part du rétrécissement proprement dit par le néoplasme, et celle de diverses complications, notamment des altérations de la musculaire pylorique, ainsi que de la dyspepsie antérieure au cancer ou produite par lui.

Bien que l'intérêt qui s'attache à ces cas soit forcément diminué par l'incurabilité de la lésion principale, l'intervention au point de vue palliatif n'est pas sans compter des succès. (Kussmaul.)

D'autres tumeurs pyloriques, telles que tumeurs

fibreuses et hydatiques, ont pu exceptionnellement produire l'obstruction et l'ectasie consécutive.

Enfin nous devons signaler encore comme cause d'obstruction pouvant amener fréquemment l'ectasie, l'épaississement de la muqueuse, des glandes à pepsine et du tissu musculaire sous-muqueux de la région pylorique à la suite de catarrhe. (Oppolzer, Niemeyer, Jaccoud).

Au sujet de cette sorte de dilatation consécutive à une sténose pylorique, de quelque nature qu'elle soit, on a fait la remarque que bien rarement l'obstruction est complète, et des explications diverses ont été données pour faire comprendre comment avec un pylore dont la lumière n'est pas oblitérée, il peut y avoir rétention à peu près complète de substances semi-liquides dans l'estomac. Il n'est pas nécessaire de faire intervenir d'autres altérations de la paroi stomacale pour expliquer ce fait, et Kussmaul nous semble en avoir donné une raison suffisante en constatant que dans cet état de sténose du pylore l'estomac, ne pouvant évacuer aussi facilement son contenu dans l'intestin, retient à chaque fois des résidus, qui, allant sans cesse en augmentant, offrent au bout d'un certain temps une masse énorme à la paroi distendue. Celle-ci alors s'épuise sans pouvoir plus rien faire passer, de la même façon que la vessie dans la rétention décrite sous le nom d'ischuria paradoxa. Il suffit alors de vider par la pompe pour qu'il puisse de nouveau passer des bols chymifiés.

Enfin, dans une troisième classe, nous rangerons toutes les autres causes, consistant toutes en altérations de la paroi de l'estomac ou des fonctions de cette paroi, et nous les subdiviserons en :

Altérations de la muqueuse;

Altérations de la musculaire ;

Altérations de l'innervation.

Parmi les altérations de la muqueuse donnant lieu à la dilatation, une des principales est certainement la dyspepsie atone : on sait combien cette forme est fréquente; on l'a même considérée comme la forme la plus habituelle de la dyspepsie (Leven) . La conséquence principale de la dyspepsie atone est que le suc gartrique n'est plus déversé par les glandes à pepsine ; dans ces conditions, on conçoit que les aliments doivent séjourner dans l'estomac pendant un temps plus long que cela n'a lieu normalement, l'acte réflexe qui a pour but de faire passer le bol chymifié dans le duodenum n'étant provoqué que tardivement ou point du tout, d'où accumulation et ses conséquences. Mais un élément fort important vient habituellement se joindre à cette cause d'arrêt des matières dans l'estomac, c'est la production abondante d'un liquide neutre, venant non pas des glandes, mais paraissant versé directement par les capillaires par exosmose. D'après M. Leven, les substances azotées seules provoqueraient la sécrétion glandulaire, tandis que les autres aliments, agissant comme irritants, donneraient lieu à l'exosmose, à laquelle le même auteur attribue principalement la production des vomissements.

M. le professeur Bouchardat attache une grande importance à cette exosmose due à la dyspepsie atone, qui elle-même est souvent liée à la polyphagie, ou plutôt à l'alimentation mal réglée. Rappelons que, pour Kussmaul, la présence des grandes quantités de liquides rendus par les vomissements ne s'explique que par l'absence de résorption des liquides ingérés, du suc gastrique, et de la salive avalée.

C'est incontestablement cette cause qui, avec la suivante, donne lieu au plus grand nombre des dilatations observées et étudiées dans ces derniers temps, dans lesquelles l'affection muqueuse et la dilatation consécutive ont une importance égale, s'aggravant ou rétrogradant simultanément.

La dyspepsie catarrhale, et surtout la forme inflammatoire, la gastrite, que Rillet déjà pensait pouvoir produire la dilatation, représentent des causes très-importantes, la forme légère, la forme catarrhale produisant une gastrorrhée, telle que la pituite des buveurs, et la forme plus intense, si souvent produite elle-même par l'alcoolisme, amenant une paralysie, ou tout au moins un affaiblissement du plan musculaire sous-jacent, conformément à la loi de Stokes, dont M. le professeur Jaccoud fait ressortir l'importance et l'application dans tous les cas de lésion inflammatoire d'une muqueuse recouvrant des fibres musculaires. Oppolzer établit également la fréquence de la paralysie dans le catarrhe chronique, mais il donne comme cause, tantôt l'œdème ou la transformation graisseuse de la tunique musculaire, tantôt l'entrave que la prolifération du tissu cellulaire apporte à la contraction. Nous rangerons ces causes parmi les lésions de la tunique musculaire.

Sans donner à la gastrite l'importance qu'elle avait autrefois, on ne saurait nier que la muqueuse stomacale puisse également être le siège de lésions de nature inflammatoire dont l'étude n'est pas faite suffisamment, mais dont par analogie il y a lieu souvent d'admettre l'existence. Ainsi M. le professeur Gubler a décrit et signalé les éruptions muqueuses de forme herpétique, et selon ce regretté maître, la muqueuse stomacale est sans doute également le siége de manifestations analogues.

Ici, bien que la lésion siége sur la muqueuse, c'est l'impuissance contractile qui produit l'ectasie, et les actes reflexes ayant pour objet la trituration et la progression alimentaires sont entravés, tandis que le vomissement, exécuté par des muscles restés intacts, s'accomplit sans modifications.

Nous aurons dans ces cas un mélange des effets de l'irritation de la muqueuse et de ceux de la dilatation. Autrefois c'étaient là des gastrites, et on ne recherchait pas la dilatation ; notre observation I nous paraît un exemple concluant de la dilatation due à cette cause ; cette affection s'y présente avec ses signes propres, tenant toutefois de l'état inflammatoire de la muqueuse un caractère particulier, la fréquence et la rapidité des vomissements alimentaires qui suivent les repas.

La dyspepsie flatulente est une autre affection de la muqueuse dont l'existence n'est pas douteuse, bien que sa fréquence ait été exagérée ; la production abondante de gaz exerce ici l'action dilatatrice produite précédemment par les aliments et par les liquides. Cette cause est géneralement liée à d'autres et intervient à titre secondaire.

Nous arrivons aux causes multiples de dilatation que nous trouvons dans les altérations de la couche musculaire.

Ce sont d'abord les adhérences de la paroi, produites notamment par des altérations carcinomateuses de l'estomac ou des organes environnants, dans d'autres cas, par des ulcères simples ayant perforé la paroi et amené son union intime avec quelqu'autre organe; on conçoit que de semblables adhérences puissent entraver considérablement les contractions. Duplay cite des cas d'adhérence avec le foie, et chez le malade qui fait l'objet de notre observation III, cette cause d'ectasie existe sans doute accessoirement.

La paralysie subite de la tunique musculaire est encore une cause d'ectasie à laquelle sa rareté ôte beaucoup d'intérêt; elle a été décrite sous le nom de dilatation aiguë. Tel le cas rapporté par Erdmann, dans lequel il y eut dilatation aiguë paralytique à la suite d'une chute en arrière; Brinton explique ces cas par un effort exagéré subi par les fibres musculaires, et leur faisant perdre toute puissance contractile.

La paralysie amyosthénique du muscle stomacal offre plus d'intérêt. Cette forme de paralysie, qui a été très-bien étudiée et interprétée par le professeur Gubler, affecte l'estomac aussi bien que d'autres muscles. Brinton déjà l'admet, Oppolzer rappelle qu'elle est consécutive à toutes les maladies graves, typhus, puerpéralité, etc., et on en trouve un certain nombre de cas dans la science. Nous rappellerons une observation relatée dans la thèse de Le Poil, et qui se rapporte à une dilatation survenue dans la convalescence d'une fièvre typhoïde.

La paralysie peut aussi survenir à la suite de péritonite (Oppolzer), mais alors la cause n'est plus la même. Comme dans le cas de gastrite, il faut invoquer la loi de Stokes.

Les altérations matérielles de la tunique musculaire occupent également une large place dans l'étiologie de la dilatation. Elles sont partielles ou générales. On a signalé comme lésion partielle offrant un grand intérêt la destruction des fibres de la région pylorique, pouvant se produire par des causes diverses, ulcère guéri ayant remplacé la fibre lisse par du tissu cicatriciel sur la forme circulaire duquel Brinton insiste particulièrement, induration cancéreuse, prolifération du tissu cellulaire. Duplay mentionne cette cause de dilatation, Andral en donne une observation ; ces deux auteurs en expliquent le mécanisme dans ce cas par le rôle des contractions de cette région, changeant l'état du pylore et surmontant sa résistance toute passive, de sorte que cette contraction musculaire serait au moins une des principales causes, si ce n'est l'unique, qui pousse le chyme dans le duodénum. Cette explication concorde parfaitement avec la manière dont nous avons interprété l'acte réflexe présidant à l'expulsion dans l'intestin.

Les altérations générales de la tunique musculaire sont mal connues. Comme les autres fibres musculaires, la fibre stomacale est sujette à des dégénérescences graisseuses sous l'influence de maladies diverses. L'alcoolisme joue sans doute le principal rôle parmi ces affections; Rillet, en constatant la fréquence de la dilatation chez les alcooliques, semble invoquer des causes dépressives des forces vitales; la sénilité, les diverses cachexies, et toutes les circonstances qui affectent profondément la nutrition générale, pourront également amener l'affaiblissement de la tunique musculaire; nous avons vu que Oppolzer fait jouer un rôle au catarrhe chronique dans la production de l'œdème et de la transformation graisseuse de la tunique musculaire, ainsi que dans la prolifération des éléments cellulaires aux dépens des fibres contractiles. L'inflammation cirrhotique décrite par Brinton rentre également dans les altérations générales de la tunique musculaire.

Pour terminer l'énumération des causes de la dilatation, il nous reste à dire un mot des lésions de l'innervation; ce point de pathogénie est encore plus obscur, et après avoir rangé toutes les causes aujourd'hui connues, sous divers chefs de lésions matérielles, autres que celles du système nerveux, il ne nous reste guère que la paralysie hystérique du muscle stomacal pour représenter la dilatation par lésion de l'innervation. C'est à ce titre que nous en donnerons plus loin une observation, bien que les symptômes de cette affection diffèrent à ce point de ceux des autres dilatations, que l'on peut se demander s'il y a lieu de la maintenir dans le même cadre.

Les causes de la dilatation de l'estomac sont donc très-nombreuses; de plus, ces causes, si variées, se combinent entre elles de diverses façons, et il est peu de cas dans lesquels on puisse avec certitude attribuer l'affection à une seule à l'exclusion de toutes les autres. Parmi ces causes, il en est dont l'importance est fort secondaire; il en est que nous n'avons énumérées que pour ne pas laisser de lacune; d'autres, au contraire, se retrouvent fréquemment à l'origine de l'affection; c'est entre elles presque exclusivement que doit hésiter l'esprit du clinicien, quand il établit un diagnostic, un pronostic, et surtout lorsqu'il institue un traitement. Ces causes sont : les obstructions pyloriques, les dyspepsies atones, avec ou sans polyphagie, et les divers états catarrhaux ou inflammatoires de la muqueuse, que l'on peut grouper sous le nom de gastrites chroniques. Les observations que nous réunissons dans ce travail ont pour but de faire ressortir les différences que présente l'affection dans ces divers cas; nous en donnons une pour chacune des trois causes principales; une autre, portant le n° 2, a pour objet une dilatation se présentant avec un ensemble de symptômes bien nets, mais dont la cause ne peut être reconnue avec précision ; ces cas ne sont pas les moins fréquents.

Obs. I. — Le 12 novembre 1878, entre à l'hôpital Beaujon Alphonse M..., garçon de cuisine, âgé de 39 ans, veuf, né à Boulogne-sur-Mer; c'est un homme de constitution faible, à teint pâle, qui a toujours été assez maigre. Depuis l'âge de 15 ans, sans avoir jamais fait d'autre maladie, il souffre de mauvaises digestions accompagnées de pituites, paraissant dues à l'alcoolisme, car dès sa jeunesse il faisait des excès, consistant en bière et en alcool dans du café. Depuis trois ans qu'il est à Paris, c'est du vin qu'il boit, mais à raison de 2 litres par jour non compris les excès. Depuis 1877, son état dyspeptique s'est accusé plus nettement, des vomissements surviennent tous les jours après les repas, accompagnés de douleurs dans la région épigastrique et dans l'abdomen. Les douleurs d'estomac deviennent bientôt plus vives, il s'y joint des maux de tête intenses avec douleurs vagues dans les membres; il lui survient une éruption de nature probablement herpétique, enfin il se décide à entrer à l'hôpital (12 novembre), où il est mis à la diète lactée; à ce moment il ne reste pas trace de son éruption cutanée, mais il a un état inflammatoire des conjonctives se traduisant par une rougeur permanente qu'il dit avoir depuis longtemps; il quitte l'hôpital le 12 janvier pour aller à Vincennes, d'où il revient douze jours après, pour rentrer définitivement salle Saint-Louis, où il est couché au n° 20.

Depuis ce temps, sa situation ne se modifie pas; il mange, mais sans appétit, et ne cesse de vomir; il est généralement constipé, avec quelques filets de sang dans ses garde-robes, mais sans hémorrhoïdes.

Vers le milieu d'avril, les vomissements alimentaires sont accompagnés d'un liquide jaune verdâtre, assez abondant, ainsi que de matières glaireuses, incolores. Ils donnent au passage dans la gorge une sensation de pyrosis, mais non de rance. Le malade s'aperçoit qu'il maigrit. Cependant le 28 mars on a commencé à lui faire des lavages avec la pompe stomacale de Kussmaul. Cette opération est renouvelée régulièrement tous les deux jours, sans que l'on puisse parvenir à retirer le contenu stomacal au moyen de la pompe avec laquelle on lui injecte environ un litre d'eau chargée de bicarbonate de soude, tandis qu'il vomit à côté de la soude des matières visqueuses, incolores, en abondance. Cette opération, sans influence sur la production des vomissements alimentaires, exerce incontestablement un très-bon effet sur les douleurs stomacales, sans que cependant on puisse remarquer une diminution des douleurs sympathiques.

A ce moment, sur l'indication du chef de service, M. le Dr Landrieux, qui veut bien nous engager à étudier la dilatation dont est affecté le malade, nous l'examinons, et voici ce que nous trouvons comme signes physiques : la région épigastrique paraît dilatée, un peu proéminente ; à la percussion nous trouvons une étendue considérable de la sonorité stomacale, qui verticalement va de la pointe du cœur jusqu'à 4 centimètres de l'ombilic, où elle est remplacée dans le décubitus dorsal par une matité, qui, un peu au-dessous de l'ombilic, fait place à la sonorité intestinale. Transversalement, la sonorité commence 2 ou 3 centimètres à droite de l'appendice xyphoïde et va jusqu'à une verticale tombant un peu en avant du bord postérieur du creux axillaire, soit 25 centimètres environ; la matité sphénique est donc repoussée en arrière. la pointe du cœur est un peu déviée; elle bat bien dans le cinquième espace, au-dessous du mamelon, mais légèrement en dehors.

Nous introduisons ensuite de l'acide carbonique dans l'estomac au moyen du procédé indiqué par Frerichs, en faisant ingérer au malade un peu d'acide tartrique, et immédiatement après, une petite quantité d'une solution de Vichy : des borborygmes et quelques éructations se manifestent, et la percussion donne les résultats suivants : verticalement, la sonorité, plus intense et plus grave qu'auparavant, ne remonte pas plus haut, mais inférieurement, la zone de matité a disparu, la sonorité atteint et dépasse l'ombilic sans modification de timbre, puis, sur la même ligne qui tout à l'heure limitait la matité stomacale inférieure, nous trouvons le son intestinal dont la tonalité n'est pas modifiée comme celle du son stomacal. Transversalement, la sonorité ne s'étend pas davantage vers la gauche, mais elle dépasse la ligne médiane de 7 centimètres. La palpation, aidée de frictions à la région épigastrique ne peut provoquer les mouvements péristaltiques perceptibles à la vue, que l'on a signalés dans les cas analogues, mais un important signe physique nous est fourni par la succussion, qui produit habituellement chez ce malade un bruit hydroaérique comparable à celui que donne une carafe à demi remplie.

Nous examinons ensuite les vomissements : ainsi que nous le disions, ils se reproduisent régulièrement, peu de temps après les repas; fort abondants, ils consistent en un liquide opaque, jaune ou blanchâtre à raison du lait ingéré par le malade, au-dessous duquel se trouvent les aliments, le tout recouvert d'une couche d'écume grise; assez souvent des glaires transparentes s'y trouvent mêlées, mais c'est surtout à la suite des lavages avec la pompe que ce liquide visqueux et transparent est expulsé. Malgré les recherches faites deux fois à quelques jours d'intervalle, le microscope ne nous fait point découvrir de sarcines dans les matières vomies; l'examen chimique de ces mêmes substances, fait au point de vue de l'urée, permet d'en reconnaître l'absence totale.

La langue du malade ne cesse pas d'être nette; l'état de ses excrétions alvines est variable à ce moment, mais la constipation est fréquente. Les urines sont claires et excrétées en quantité normale; nous les traitons au point de vue de l'urée, par l'hypobromite de soude, et les tables de Regnard nous font reconnaître la présence de 21 gr. 43 de cette substance par litre d'urine; l'élimination de l'urée est donc normale.

Les médications auxquelles a été soumis ce malade comprennent un grand nombre d'agents, dont voici les principaux : diète lactée, vin de pepsine, pancréatine, koumys, bière, eau de Vichy, eau de chaux, charbon de Belloc, pilules de nitrate d'argent, bains divers, alcalins, sulfureux, de vapeur, douches froides qui sont employés successivement sans grand avantage ; les douleurs sont combattues par des injections de morphine et des vésicatoires appliqués sur la région épigastrique ; de plus il prend régulièrement deux pilules de cynoglosse par jour ; le 8 mai on ordonne 20 gouttes de teinture thébaïque à prendre en deux doses, dix minutes avant chaque repas, pour essayer de calmer l'hyperesthésie muqueuse sous la dépendance de laquelle paraissent les vomissements provoqués par toute alimentation ; les vomissements ne sont pas modifiés et c'est toujours un quart d'heure après le repas que les aliments sont rejetés ; on essaie du chloral et de la codéine dans le même but et sans succès : le 11 mai, pour la première fois, on peut exécuter complétement le lavage stomacal en retirant par la sonde le liquide injecté ainsi que les glaires qui jusqu'à lors étaient vomies à côté, et depuis, cette opération continue à s'exécuter régulièrement ; le 17 mai, le malade prend 2 gr. de sous-nitrate de bismuth avant chaque repas, sans effet, le 23 du sirop d'éther, avec le même insuccès ; de toutes ces médications diverses, les lavages seuls ont produit de l'amélioration, mais les vomissements existent toujours et le malade est désigné pour être envoyé à Vichy par l'administration de l'assistance publique.

Nous avons, dans cette observation, un exemple de dilatation secondaire, dont les symptômes se manifestant concurremment avec ceux de la maladie primitive, donnent lieu à un tableau clinique complexe. Ces cas sont fréquents, et après les études très-complètes qui ont été faites de la dilatation, existant à l'état d'affection principale au moins quant à la symptomatologie, les cas complexes offrent un intérêt en quelque sorte plus actuel.

La cause est ici une affection muqueuse de nature irritative, nous avons affaire à une dyspepsie catarrhale intense, à une gastrite alcoolique très-probablement. Nous ne voudrions même pas laisser complétement dans l'ombre l'influence que pourrait peut-être avoir dans la production de cet état catarrhal de la muqueuse, quelque manifestation herpétique produite de ce côté, alors que le malade paraît avoir présenté des symptômes cutanés de cet état diathésique.

L'estomac atteint des dimensions qui ne peuvent être acceptées comme physiologiques. Nous voyons en effet que la sonorité tympanique du ventricule, contenant outre les aliments et les liquides, des bulles de gaz, s'étend en bas jusqu'à 4 centimètres de l'ombilic. La région supérieure appartient à l'estomac, mais la zone mate, également; nous ne pouvons hésiter en effet qu'entre le contenu de l'estomac et le côlon rempli de liquides et de solides pour produire cette matité, et nous rencontrons ici la difficulté de la délimitation de l'estomac et du côlon sur laquelle on a souvent attiré l'attention. On a recommandé notamment de ne pas confondre le flot stomacal avec celui du côlon dilaté. Au premier cathétérisme l'erreur sera reconnue, mais la percussion déjà nous donne des éléments suffisants. La description que nous fait Oppolzer des phénomènes de percussion obtenus dans la dilatation répond exactement à ce que nous observons ici, et nous permet de l'interpréter. On trouve en effet, d'après cet observateur, et tous ceux qui l'ont suivi d'ailleurs, que dans le décubitus dorsal, comme l'indiquait déjà Duplay, le tympanisme épigastrique est séparé du son intestinal par une zone mate correspondant au contenu liquide et solide de l'estomac, qui occupe la position la plus déclive. Le contenu de l'estomac et du côlon varie d'ailleurs fréquemment, et un examen répété sera fructueux dans les cas douteux, dans ceux notamment où le côlon, ne contenant point de gaz, donnerait lui-même un son mat.

C'est afin d'obtenir l'état le plus favorable à l'examen, que Frérichs a imaginé la dilatation artificielle au moyen de l'acide carbonique, formé dans l'estomac par l'action de l'acide tartrique sur le bicarbonate de soude.

Dans bien des circonstances d'ailleurs, la présence de gaz dans l'estomac facilite la percussion de cet organe et de ceux qui le touchent. Ainsi notre regretté maître, le professeur Gubler, avait pour habitude de faire prendre au malade une ou plusieurs cuillerées de liquide, avalées en ouvrant largement la bouche, de manière à déglutir en même temps une certaine quantité d'air, lorsqu'il voulait rechercher la matité splénique et il arrivait ainsi à produire une sonorité stomacale, qui facilitait singulièrement la délimitation du bord antérieur de la rate.

Deux faits sont à noter au sujet de la réplétion gazeuse de l'estomac, qu'elle soit produite expérimentalement ou non ; c'est d'abord ce point que le développement de gaz dans l'estomac fait disparaître la matité inférieure en repoussant en arrière les liquides et solides qui la produisent, et puis cet autre, plus important, que le degré de gravité ou d'acuité du son, qui dépend de l'épaisseur de la couche d'air qui entre en vibration, permet, après distension, de distinguer plus nettement la sonorité stomacale de la sonorité intestinale, la différence de volume entre la masse gazeuse stomacale et la masse gazeuse du côlon devenant beaucoup plus considérable.

Nous mettons ces deux faits à profit pour constater que les changements amenés dans la percussion par le développement de gaz dans l'estomac de notre malade ne laissent pas de doute sur ce point, c'est que chez lui la grande courbure de cet organe descend au-dessous de l'ombilic, en même temps que transversalement, la sonorité s'étend très-loin à gauche, ce qui nous indique un estomac modifié dans ses deux dimensions appréciables par la percussion. Nous attachons moins d'importance au signe fourni par la déviation de la pointe du cœur, indiqué par Oppolzer, parce que cette déviation est très-faible, que ce signe est d'ailleurs rare, et peut tenir à bien d'autres causes.

Le bruit de gargouillement observé vient confirmer le diagnostic. Quant à l'absence des mouvements péristaltiques provoqués, pouvant être perçus à la vue et au toucher, donnant une tumeur épigastrique telle que la décrivent les observateurs, et qui dessine la forme de l'estomac, elle ne saurait nous surprendre, car, en admettant même que ce phénomène se produise facilement, il suppose une tunique musculaire douée d'une assez grande énergie ; or dans le cas qui nous occupe, nous attribuons précisément l'ectasie en grande partie à une sorte de paralysie de la musculaire, sous-jacente à une muqueuse fortement irritée.

Les vomissements ne présentent qu'en partie les caractères d'ailleurs variables, qui ont été indiqués dans les cas types, mais ce sont précisément ceux d'entre ces caractères qui manquent, qui nous confirment dans le diagnostic de la cause. Les vomissements présentent bien l'aspect caractéristique: liquide trouble, jaunâtre, recouvert d'une sorte d'écume, matières visqueuses et filantes en quantité considérable, indiquant une exosmose exagérée, et une transformation vicieuse des matières alimentaires. Mais ils sont plus fréquents, ne se produisent pas, en quelque sorte par regorgement, tous les deux ou trois jours, mais bien à la suite de toute alimentation; le liquide ne présente pas les teintes foncées et l'odeur fétide souvent signalées ; enfin il n'y a pas de sarcines, non plus que d'urée.

C'est l'état morbide de la muqueuse, qui, en même temps que d'une part il donnait lieu à l'ectasie, de l'autre imprimait à la symptomatologie des caractères particuliers. La tolérance de cette membrane pour le contenu stomacal se renouvelant constamment, tant par l'alimentation que par l'exosmose, est considérablement réduite, et la mise en jeu de l'acte réflexe qui produit le vomissement est d'autant plus fréquente et plus facile, que, si les tuniques musculaires stomocales, atteintes dans leur puissance contractile, ne peuvent plus effectuer qu'imparfaitement les deux actes réflexes du brassage des aliments et de leur progression, d'où à la fois nutrition réduite au minimum, avec amaigrissement du sujet, et stagnation suffisante pour amener l'ectasie, ces tuniques musculaires ne contribuent que peu ou point à la production du vomissement effectué par d'autres muscles plus puissants.

Aussi, les vomissements étant plus fréquents, et la stagnation moins longue, ne prennent-its point de caractères de fétidité marquée; de là aussi l'absence des sarcines, organismes dont la présence est sans doute subordonnée à l'existence d'un milieu plus altéré.

La fréquence des vomissements produite par l'affection muqueuse aura dans ce cas exercé probablement une influence salutaire à un point de vue au moins: en diminuant la quantité des matières stagnantes dans l'estomac, elle aura limité la dilatation, qui, au bout d'un temps déjà assez long, eût pris des proportions encore plus considérables.

Enfin, l'évacuation fréquente par en haut explique la prédominance de la constipation, qui n'est point interrompue par ces débâcles en quelque sorte supplémentaires des vomissements, et signalées fréquemment.

Afin de ne laisser dans l'ombre aucun point de l'histoire de notre malade, il nous faut encore éliminer les autres causes de dilatation.

Les obstructions pyloriques présentent un ensemble de symptômes fort différents en général de ceux que nous venons d'examiner; une dilatation beaucoup plus considérable, avec rétention plus prolongée du contenu stomacal, est le phénomène le plus saillant, et non pas l'éréthisme de la muqueuse, comme ici. L'ulcère rond se caractériserait le plus souvent par l'un ou l'autre au moins des symptômes de cette affection, hématémèses ou douleurs xyphoïdiennes et dorsales. Nous éliminons le cancer à raison de l'absence d'hématémèse, de tumeur et surtout de cachexie correspondante à une durée déjà si longue, mais aussi à raison de la persistance de douleurs sympathiques, céphalalgie, douleurs vagues diverses, signe auquel M. le professeur Lasègue attache avec raison une grande importance, se fondant sur l'expérience pour affirmer « que les maladies graves de l'estomac excluent presque toujours, sinon toujours les douleurs symphatiques, telles que céphalalgie, vertiges, etc., et que constater l'existence de foyers douloureux, multiples, distants de leur point d'origine, c'est presque éliminer les formes à pronostic inquiétant. »

Mais si nous reconnaissons ici comme cause une lésion de la muqueuse caractérisée par le nom de gastrite alcoolique, nous n'oserions affirmer l'absence d'altérations musculaires qui seraient également sous la dépendance directe de l'alcoolisme, telles que dégénérescence des fibres contractiles.

Obs. II. — Le 2 mai 1879 Louis T..., chef d'équipe au chemin de fer, âgé de 39 ans, marié, entre à l'Hôtel-Dieu, où il est couché au n° 10 de la salle Saint-Louis, service de M. Férmy, suppléé par M. Quinquaud. Cet homme jouissait d'une très-bonne santé jusqu'à l'époque du siége de Paris; à ce moment, les privations eurent une influence particulièrement fâcheuse sur l'état de ses digestions; pendant deux ou trois années consécutives, il souffrit de diarrhées lientériques avec douleurs stomacales, amenant un amaigrissement considérable; puis ces phénomènes se dissipèrent, et il jouit, pendant quelques années, d'une santé satisfaisante; mais il y a deux ans il fut pris de vomissements qui devinrent de plus en plus abondants, sans qu'aucune médication ait pu les arrêter plus de quelques jours. Ces vomissements, depuis deux ou trois mois, se reproduisent à peu près tous les jours, souvent deux fois, environ deux heures après les repas. Ils sont précédés de douleurs et toujours suivis d'une sensation de soulagement et s'exécutent d'ailleurs très-facilement. Les matières rejetées se composent des aliments ingérés et d'une grande quantité de liquides qui sont rendus après. Il semble au malade qu'il vomit plus de liquide qu'il n'en ingère. L'appétit est resté excellent pendant longtemps; depuis l'entrée à l'hôpital il a diminué; la soif est assez considérable, les urines claires et abondantes, la constipation habituelle. Les douleurs d'estomac sont assez intenses et se reproduisent aussitôt que le malade a ingéré autre chose que du lait; il se plaint surtout d'une sensation de chaleur qui remonte dans la gorge lorsqu'il est couché, ainsi que de renvois aigres.

Il n'y a aucune douleur dorsale ni en ceinture, mais il y a quelque temps, le malade a éprouvé une douleur vive dans la région hépatique pendant vingt-quatre heures et qui a été suivie d'un vomissement de matières couleur de marc de café; c'est la seule fois que les matières rejetées aient présenté ce caractère.

Il y a une absence totale de céphalalgie ou autres phénomènes sympathiques, mais on observe un grand amaigrissement depuis deux ans, qui s'est encore accentué dans les derniers temps, mais pas de teinte cachectique, pas d'œdème des membres inférieurs.

Le père du malade est mort d'une affection chronique de l'estomac; dans les antécédents personnels, on ne trouve aucun excès qui puisse jouer le rôle de cause, pas d'habitudes alcooliques notamment.

La palpation de l'abdomen ne fait reconnaître aucune induration, elle donne une sensation de tumeur rénitente mal limitée.

La percussion donne, au-dessous d'une sonorité tympanique, une zone de submatité indiquant la présence de liquides dans les parties déclives et la grande courbure de l'estomac descend jusqu'à deux travers de doigt au-dessous de l'ombilic. C'est au-dessous de ce niveau seulement que commence la sonorité du côlon. Transversalement, la sonorité s'étend de la ligne axillaire gauche, jusqu'au dessous de la ligne médiane à droite.

La succussion donne lieu à un bruit de flot des plus nets.

La médication qui a été appliquée se réduit au régime lacté, à 3 gouttes de teinture de noix vomique matin et soir, ainsi qu'à la faradisation de la région stomacale.

Le 10 mai, on fait une application de la sonde; c'est à peine si l'on peut injecter une petite quantité de liquide, et l'on ne peut rien retirer par la sonde, tandis que sa présence dans l'œsophage et l'estomac provoque de violentes nausées, qui amènent à côté de la sonde des vomissements extrêmement abondants d'un liquide opaque, d'abord jaunâtre, puis couleur café au lait, à la fin roussâtre.

Le 12 mai le malade quitte l'hôpital.

Les signes physiques établissant très-nettement

une augmentation assez considérable du volume de l'estomac, et la gastrorrhée abondante qui domine toute la symptomatologie dans le cas que nous venons de relater, ne laissent aucun doute sur le diagnostic dilatation stomacale. Mais, en présence des causes variées et graves auxquelles cette affection est subordonnée, il importait de pousser le diagnostic plus loin. Certains commémoratifs, un vomissement présentant les caractères de l'hématémèse, et les antécédents héréditaires peuvent faire soupçonner une lésion grave, mais ne suffisent pas à en établir l'existence, en l'absence d'autres signes. Nous avons donc probablement ici un exemple de ces cas dans lesquels la dilatation stomacale, dominant le tableau clinique, peut masquer une affection plus grave, ulcère simple ou carcinôme, si toutefois elle n'est pas l'effet principal de l'affection initiale, offrant alors un exemple des dilatations primitives admises par certains auteurs.

Obs. III. — Benoit S..., cordonnier, âgé de 40 ans, entre le 8 août 1878 à l'hôpital Beaujon, où il est couché, salle Saint-Louis, n° 1, dans le service de M. Gubler. Jusqu'en 1871 sa santé était bonne, bien qu'il fût de constitution délicate: à ce moment il commence à souffrir de l'estomac; il éprouve des symptômes divers de dyspepsie, tels que pyrosis intense puis vomissements pituiteux, allant en s'aggravant jusqu'au jour où il se décide à entrer à l'hôpital.

Dès novembre, il a des vomissements noirs, qui reparaissent depuis à différents intervalles; au moment de son entrée, il vomit tous les jours, les matériaux de son alimentation, des glaires et un liquide aqueux, et cet état de choses se prolonge jusqu'en février 1879; les vomissements deviennent alors moins fréquents, ne se reproduisent que tous les huit, dix ou douze jours, au nombre de deux ou trois de suite, rejetant environ un litre et demi d'aliments et de glaires filantes, mais rarement du sang altéré, et plus du tout depuis le mois de mars.

Lors de son entrée, le malade présente une grande maigreur avec teinte cachectique; la pression sur le creux épigastrique provoque des douleurs très-vives; à la palpation on perçoit une induration sous les fausses côtes droites, vers la région pylorique, et on diagnostique une tumeur carcinomateuse du pylore, après avoir cru auparavant à la présence d'un ulcère rond.

Depuis, la cachexie fait des progrès et la maigreur devient extrême; il se produit de l'œdème des membres inférieurs et des excoriations à la région sacrée, mais la nutrition se fait encore d'une manière suffisante pour que le malade résiste aux progrès du mal, bien au delà des limites habituelles.

Nous constatons le 26 mai une induration générale de toute la région épigastrique, qui est parsemée de nodosités; il est incontestable que le néoplasme primitivement pylorique s'est étendu à la plus grande partie de la paroi stomacale antérieure.

La succussion donne un bruit hydroaérique extrêmement net, que le malade perçoit parfaitement lui-même.

La percussion fait percevoir une sonorité générale des régions épigastrique et ombilicale, ainsi que de l'hypochondre droit, atténuée sur différents points par les indurations néoplasiques, mais qui dépasse de beaucoup en tous sens les limites habituelles de l'estomac; en bas, notamment, elle descend au-dessous de l'ombilic, où l'on trouve encore une zône mate de liquides contenus dans l'estomac, à courbure convexe inférieurement, qui reporte la grande courbure de l'estomac bien au-dessous de l'ombilic, en donnant à l'organe une forme globuleuse.

Outre les aliments ingérés en quantité assez notable, car le malade arrivé au dernier terme de l'émaciation n'a cessé d'avoir de l'appétit, et n'accuse aucune répugnance pour la viande, le réservoir stomacal dilaté contient les liquides exosmotiques que le vomissement vient révéler et surtout des productions gazeuses abondantes, car le patient se plaint d'une distension très-pénible de la région épigastrique, et au niveau du grand cul-de-sac, en dehors de la pointe du cœur, avec borborygmes, qui ne cessent que lorsque les gaz sont expulsés, ordinairement par la bouche.

Le traitement, outre la diète lactée, a consisté dans l'emploi de poudre de magnésie, rhubarbe, opium; pendant deux mois du koumys (médicament paraissant avoir guéri la dilatation dans un cas rapporté par Landowsky), de la bière pendant une dizaine de jours, cautères et vésicatoires épigastriques contre les manifestations douloureuses, potion de Tood dont le malade s'est bien trouvé.

Ici encore, dans la seconde période de la maladie qui fait l'objet de cette observation, nous trouvons des symptômes très-nets de dilatation stomacale, vomissements constituant en quelque sorte une évacuation du trop plein, avec exosmose abondante coïncidant avec des signes physiques qui révèlent un volume considérable de l'estomac. Mais la cause ne saurait faire l'objet d'un doute, ce malade étant affecté d'un cancer, qui présente probablement la forme de squirrhe.

Mais le cancer peut produire la dilatation suivant des modes divers, ainsi que nous l'avons vu en examinant les causes, et nous pensons qu'ici, c'est à l'abstruction pylorique partielle, ou à une destruction des fibres musculaires pyloriques qu'il faut rattacher la rétention du contenu stomacal, l'état relativement satisfaisant des digestions chez ce malade ne permettant guère d'attribuer à des lésions secondaires de la muqueuse un rôle autre que celui de la production d'un certain degré d'exosmose.

Obs. IV. — Eugène Ch..., bijoutier, âgé de 40 ans, marié, né à Paris, entre le 29 avril 1879 à l'Hôtel-Dieu, salle Saint-Louis, n° 8. Il a toujours eu un mauvais estomac, mais à tous autres égards, sa santé antérieure était bonne. De forte constitution, pourvu d'un abondant tissu graisseux, il paraît en outre n'avoir jamais été sous l'influence de l'alcoolisme. Néanmoins, dès sa jeunesse, mal nourri en apprentissage, il avait de temps à autre des vomissements pituiteux, et souvent des digestions difficiles. Vers 1875, à la suite de contrariétés, d'excès de travail, de nourriture irrégulière, il éprouve des douleurs vagues, perd l'appétit et ressent après chaque repas une grande gêne pendant une heure environ. Le hoquet est très-fréquent, la diarrhée alterne avec la constipation, mais il n'y a jamais de mélæna; les forces ont diminué considérablement malgré la persistance de l'embonpoint. Il vomit de temps à autre, à intervalles irréguliers, non-seulement ses aliments, mais une très-grande quantité d'un liquide muqueux; jamais de sang pur ni altéré. Cette situation persiste sans changement depuis quelques années.

Tout le ventre est considérablement ballonné ; la sonorité stomacale s'étend jusqu'à l'ombilic et s'avance même dans l'hypochondre droit ; à gauche sonorité très-étendue au niveau du grand cul-de-sac ; le déplacement du malade ne modifie pas cette sonorité ; à la succussion on obtient, mais non constamment, un bruit hydroaérique.

La douleur stomacale se présente sous forme d'un gêne continue, la langue est pâteuse et le malade se préoccupe de sa situation, et manifeste une certaine prostration ; il quitte l'hôpital le 8 mai, après avoir ressenti de bons effets de l'administration du charbon de Belloc, qui diminue la distension gazeuse, et avant d'avoir été soumis aux lavages par la pompe stomacale.

Ce malade présentait donc les symptômes d'une dyspepsie essentielle de forme atone, et l'examen physiqu étant venu révéler une augmentation dans les dimensions de l'estomac, nous ne saurions voir là qu'une conséquence prévue. Nous avons admis en effet cette opinion, que la dilatation stomacale est une complication très-fréquente, une conséquence en quelque sorte de la dyspepsie atone ; opinion que l'explication pathogénique rend assez vraisemblable, l'exosmose liquide abondante et le séjour prolongé des aliments devant constamment tendre à forcer le muscle stomacal.

La thérapeutique paraissant particulièrement efficace dans ce genre de dilatation, d'autant plus que son agent principal, le lavage par la pompe, s'adresse ici aussi bien à la cause qu'à l'effet, il est fâcheux que sur ce malade l'essai n'en ait point été fait.

Nous ne passerons pas outre à cette observation sans rappeler, au sujet de cet épiphénomène si fréquent de la prostration psychique notée chez le malade, que Weber en donne comme cause, l'absorption des produits de décomposition des carbures d'hydrogène et des graisses, tels qu'acides acétique et butyrique, et leurs dérivés vénéneux.

Obs. V. — Louise S..., mécanicienne, âgé de 21 ans, entre à l'Hôtel-Dieu, salle Sainte-Marie, n° 11, service de M. Frémy suppléé par M. Quinquaud, en se plaignant d'une aménorrhée qui dure depuis trois mois, ainsi que de vomissements fréquents présentant quelquefois, depuis six semaines, le caractère d'hématémèse. Cette malade offre d'ailleurs un ensemble très-caractéristique de symptômes d'hystérie qui permettent de rattacher à cette affection les phénomènes dont elle se plaint. Elle éprouve notamment la sensation dite de boule hystérique, des douleurs à la pression au niveau de l'ovaire gauche, des palpitations avec voix tremblotante, céphalalgie frontale, enfin, outre des goûts très-capricieux, elle a des attaques de nerfs bien caractérisées.

Tandis que le début de l'aménorrhée ne remonte qu'à trois mois, elle présente depuis l'âge de onze ans une tuméfaction épigastrique, très-volumineuse et saillante, très-douloureuse à la pression; ses digestions sont pénibles, même lorsqu'elles ne provoquent pas de vomissements. Un bruit de souffle dans les vaisseaux du cou, la pâleur de la face, avec un peu d'œdème des jambes, une constipation habituelle, enfin des signes qui font présumer une grossesse commençante, complètent la symptomatologie de son état.

La percussion de la tumeur épigastrique donne une sonorité tympanique très-étendue, que l'on peut rapporter entièrement à l'estomac dilaté, sans confusion possible avec le côlon distendu, car dans certaines conditions de tension extrême, le contenu gazeux ne pouvant plus vibrer, mais bien la paroi seule, le son de percussion simule la matité par sa tonalité très-élevée, alors que le son intestinal présente les caractères normaux de tympanisme.

La médication employée comprend les douches, l'électrisation, un vésicatoire à l'épigastre et à l'intérieur le bromure de potassium, mais la malade sort le 2 mars sans amélioration.

Cette observation, dans laquelle les signes physiques de l'estomac dilaté, aussi bien que le diagnostic de la cause, présentant une grande netteté, suffit à montrer combien les symptômes de la dilatation d'origine nerveuse diffèrent de ceux que présente l'ectasie née sous l'influence d'autres causes.

Symptômes et diagnostic. — Après avoir passé en revue, dans les observations qui précèdent, quelques-unes des principales formes sous lesquelles se présente la dilatation stomacale, suivant la cause qui lui donne naissance, il nous reste peu de chose à dire de ses symptômes.

Elle n'est elle-même ordinairement qu'un symptôme, avons-nous dit, qui se présente à l'observateur par un ensemble de manifestations, confondues avec les manifestations propres à la maladie originaire, en des proportions et avec une importance variables. Nous avons dit également qu'aucun des symptômes n'est véritablement pathognomonique, et qu'il règne même encore quelque incertitude au sujet de la valeur des signes physiques. Pour présenter une symptomatologie assez complète, on ne saurait se contenter de reproduire le tableau de ce qui se passe dans quelques cas types, et qui a été si bien tracé par les premiers observateurs. Après les détails dans lesquels nous sommes entré déjà, nous ne croyons pouvoir mieux faire que de nous résumer en réunissant ici dans une énumération sommaire ces principaux symptômes, qui, combinés de manière variable, suivant les cas, peuvent faire reconnaître la dilatation stomacale, la notion de cause ne devant jamais être négligée au point de vue du diagnostic.

Les malades affectés de dilatation stomacale souffrent de troubles digestifs variés, parmi lesquels les douleurs gastralgiques, les éructations, sensations de pesanteur à l'épigastre, pyrosis, se présentent le plus fréquemment.

La soif est ordinairement assez vive, l'appétit très-variable : tantôt il y a anorexie, tanntôt il peut y avoir boulimie. Il est très-rare que le vomissement fasse défaut, Rilliet l'admet cependant ; la fréquence en est variable ; dans les grandes dilatations avec atonie de la muqueuse, ils se reproduisent généralement à des intervalles assez éloignés, sinon ils peuvent avoir lieu tous les jours, même à la suite de chaque repas. Mais leurs caractères les plus constants sont l'abondance des liquides rejetés, et le soulagement consécutif. Ils sont habituellement assez faciles, certains malades les provoquent.

Les matières vomies se composent, outre les substances alimentaires à des degrés de décomposition divers, de liquides de couleur et d'aspect variables, opaques ou glaireux; les premiers présentent des teintes qui ont été comparées à celle de la levûre de bière, du chocolat, du café au lait, ou bien ils sont plus clairs, jaune verdâtre ; ordinairement il surnage une écume épaisse et persistante ; généralement fétides, ces matières présentent souvent l'odeur de graisse rance. Les liquides glaireux sont transparents, visqueux, rendus quelquefois en très-grande quantité. On a, avec raison, attaché beaucoup d'importance à l'exosmose dans la production de ces liquides, si abondants qu'il semble quelquefois aux malades, qu'ils vomissent plus de liquides qu'ils n'en ingèrent.

Les déjections sont variables : tantôt il y a constipation, tantôt diarrhée ; on conçoit que l'état du pylore, libre, ou au contraire retréci, joue ici un grand rôle.

Les vomissements contiennent souvent des sarcines ; la présence de ces organismes paraît subordonnée à un séjour très-prolongé des matières dans l'estomac ; leur rôle de ferment donnerait lieu à des productions gazeuses (Oppolzer), et contribue grandement à l'altération du contenu stomacal. La présence de l'urée a été signalée par M. Leven, coïncidant avec une diminution de celle qui est contenue dans l'urine ; on n'en a pas trouvé néanmoins de quantité supérieure à 4 décigrammes par 1000 grammes de matières vomies.

L'état général des malades est très-variable ; on conçoit que l'influence de la cause soit ici prédominante. La cachexie prend le caractère que lui impriment des productions néoplasiques ; elle est au contraire peu prononcée et tardive dans le cas de lésions simplement fonctionnelles ; c'est alors surtout que les douleurs sympathiques sont fréquentes.

Kussmaul a signalé des convulsions toniques, douloureuses, survenant chez des individus affaiblis et desséchés par des pertes séreuses, et compare ces crises à celles produites par les pertes séreuses dans le choléra.

Le pronostic est absolument lié à celui de la lésion génératrice, qu'il vient le plus souvent aggraver.

Nous avons insisté plus haut sur les signes physiques.

Ce sont, à la vue, la tuméfaction de la région épigastrique.

A la palpation, la sensation d'une tumeur épigastrique molle, et les contractions des tuniques musculaires stomacales, quelquefois provoquées par de légères excitations, pouvant dessiner à la vue la forme de l'estomac.

A l'auscultation, crépitations produites sous l'influence de la fermentation, par les bulles gazeuses qui éclatent sous l'oreille (Oppolzer), bruit de gargouillement produit par les liquides déglutis, à un niveau inférieur à celui auquel descend habituellement l'estomac, enfin bruit hydroaérique produit par la succussion, et généralement perçu par le malade.

A la percussion, si l'estomac contient, comme d'ordinaire, des gaz en outre de la bouillie alimentaire, et le côlon également, sonorité tympanique très-étendue de l'épigastre et de l'hypochondre gauche, pouvant empiéter à droite, et limitée en bas, dans le décubitus dorsal, par une zone mate, dont la courbe inférieure, convexe en bas, indique la grande courbure descendant jusqu'à l'ombilic, et même au-dessous ; dans des cas rares, jusqu'au pubis. Cette disposition relative de la matité et de la sonorité se modifie généralement dans les changements de position, la zone mate se portant vers les parties déclives. Si l'estomac et le côlon ne contiennent que peu ou point de gaz, nécessité de procéder à un nouvel examen, dans des conditions plus favorables, que l'on peut réaliser expérimentalement, en introduisant des gaz dans l'estomac, en quantité suffisante pour faire disparaître la matité stomacale inférieure, et pour étendre la sonorité jusqu'au côlon.

Enfin, si l'estomac et le côlon ne contiennent que des gaz donnant de la sonorité partout, la différence de tonalité indiquera la limite, le son tympanique stomacal étant plus grave à raison de la couche de gaz, plus épaisse, qui vibre ; dans le cas ou cette distinction présenterait des difficultés, il suffira d'introduire des liquides dans l'estomac pour avoir une ligne de matité. Si la distension gazeuse est très-considérable, comme dans le cas de tympanisme hystérique de notre observation V, il peut même arriver que la masse gazeuse ne vibre plus, mais bien la paroi seule ; on a alors une tonalité élevée, donnant l'impression d'une matité particulière.

Ajoutons, pour compléter les signes physiques, que la pointe du cœur peut être déviée, et que l'on a même signalé une mobilité particulière du rein (Mueller-Warnek).

Quant au diagnostic différentiel, il ne saurait être question de confusion avec la grossesse, et, dans les cas rares de dilatation énorme où l'hypothèse d'une ascite se présenterait à l'esprit, outre le bruit obtenu par la succussion, on aura comme signe différentiel la disposition inverse du paquet intestinal sonore, surnageant le liquide dans l'ascite, et non dans la dilatation.

Traitement. — Le traitement comprend un grand nombre d'agents, dont l'emploi varie avec la cause de l'ectasie, et ce serait parcourir la thérapeutique de toutes les affections stomacales, que d'énumérer tous ceux qui ont été employés.

Il n'est, à vrai dire, qu'un seul procédé thérapeutique

qui s'adresse directement à la stagnation de masses alimentaires exerçant une pression sur les parois. C'est l'évacuation par la pompe stomacale. Elle est donc assez généralement indiquée, et l'on ne s'exposera à aucun mécompte, si on n'en attend pas plus que ce qu'elle peut donner, l'éloignement d'une cause mécanique agissant continuellement, la possibilité pour une paroi stomacale conservant quelque force de contractilité, de revenir peu à peu sur elle-même, mais non pas une action sur des altérations profondes et quelquefois incurables. Dans ces limites, entre les mains de Kussmaul et de bien d'autres, ce procédé a pu être utile, même dans le cas de cancer.

Cependant, nous devons ajouter que, grâce aux injections effectuées par la pompe, concurremment avec l'évacuation du contenu, nous paraissons avoir un moyen indirect de protéger la muqueuse contre l'action de certaines altérations de ce contenu ; de là l'emploi de ces lavages contre la dyspepsie elle-même, aussi bien que contre la dilatation qui en est la conséquence, de là aussi les succès que peut donne la pompe dans ces cas, et l'emploi si fréquent qui en est fait en Allemagne.

Nous ne décrirons ni les diverses pompes qui ont été employées, ni les instruments tels que les syphons qui ont le même objet, non plus que le manuel opératoire, fort important à raison des précautions qu'il y a lieu de prendre pour éviter les accidents tels qu'aspiration de la muqueuse, etc. Mais nous énumérerons les principales substances injectées au moyen de la pompe et que la déglutition suffirait d'ailleurs à faire pénétrer dans le ventricule. Le plus habituellement, on se sert d'une solution de bicarbonate de soude dans de l'eau, pour faire le lavage stomacal ; on obvie ainsi à l'acidité du contenu. D'autres substances sont injectées dans le but d'empêcher la fermentation et la décomposition des matières alimentaires ; la présence de sarcines reconnues par le microscope constituera une des meilleures indications pour l'emploi de ces agents, auxquels il sera toujours bon de recourir lorsque les matières rendues présenteront des caractères de fétidité, lorsque l'intervalle qui sépare les vomissements et la réplétion stomacale considérable indiqueront un séjour très-prolongé des aliments.

On s'est servi d'acide salycilique ; M. le professeur Bouchardat a recommandé les substances résineuses ; on a utilisé également l'action antiputride du permanganate de potasse, de l'acide borique, de l'acide phénique ; on a injecté la teinture de myrrhe ; Oppolzer recommande le sel de cuisine à haute dose ; enfin on s'est servi de la créosote dans le même but, mais alors sans l'intervention de la pompe, en faisant prendre le médicament sous forme pilulaire.

Les causes de la dilatation fourniront cependant, en outre, quelques indications particulières, que nous ne pouvons passer sous silence. La dilatation par polyphagie exigera absolument une diminution de l'alimentation. Les dilatations par obstruction donneront lieu à bien peu d'indications particulières, outre les moyens d'action dirigés contre la cause de l'obstruction. C'est plutôt l'existence et le degré de la dilatation qui pourront, dans certains cas, devenir des indications pour ou contre l'intervention, notamment dans le cancer pylorique, si l'action chirurgicale contre cette affection venait à entrer dans le domaine de la pratique au moyen d'un ensemble d'indications nettement posées. Dans un cas récent, M. Péan, après avoir pratiqué la résection du pylore, a eu lieu d'attribuer une grande part dans la perte du malade à une dilatation de l'estomac, trop avancée pour que cet organe pût assez rapidement réparer les forces.

Dans les lésions de la muqueuse, agissant comme causes de dilatation, le régime jouera le plus grand rôle. On sait quelle part ont, dans la production de ces affections, les repas mal reglés, la mastication imparfaite, etc. On a notamment proposé de répartir l'alimentation sur un nombre très-considérable de très-petits repas. Il n'est peut-être point d'affections contre lesquelles aient été essayés autant de médicaments, que contre les diverses formes de dyspepsies. Tous ces agents peuvent donc être considérés comme tendant à combattre la dilatation, lorsqu'ils sont judicieusement choisis.

Les lésions de la tunique musculaire, qu'elles soient primitives ou consécutives, sont justiciables principalement de l'électricité ; on aura recours à la faradisation ; on appliquera un des pôles sur l'hypochondre gauche, l'autre sur le creux épigastrique ; de nombreux succès ont été obtenus.

La strychnine a été également employée dans ces affections, sous forme de noix vomique, pour stimuler la fibre musculaire, aussi bien que le massage méthodique de la région épigastrique. Enfin la chaleur, sous forme de serviettes chaudes, briques chauffées, etc., a été employée dans le même but. Ces moyens sont particulièrement recommandables dans les paralysies amyosthéniques ou autres, également dans le météorisme de la dyspepsie flatulente. La chaleur, à l'intérieur, ne sera pas moins utile ; le professeur Gubler recommandait son emploi de cette manière, sous forme d'infusions chaudes, dont les propriétés aromatiques servent d'adjuvant. Pour cet éminent maître de thérapeutique, la chaleur était le stimulant par excellence des muscles de la vie végétative, comme l'électricité est celui des muscles de la vie de relation.

Enfin, dans les dilatations nerveuses, dans celles qui naissent sous l'influence de l'hystérie, c'est encore l'électricité à laquelle on aura recours. On a recommandé également la compression du pneumogastrique gauche au cou.

CONCLUSIONS.

— La dilatation stomacale est presque toujours une affection secondaire, à laquelle la plupart des maladies chroniques de l'estomac peuvent donner lieu ; elles agissent nécessairement par l'intermédiaire de l'action mécanique exercée par le contenu : matériaux de l'alimentation, liquides anormaux déversés par la muqueuse, productions gazeuses, le tout retenu et accumulé sous diverses influences qui viennent entraver la production des actes réflexes dont l'effet est l'exonération de l'estomac.

— Parmi les causes très-nombreuses, il en est qui offrent un intérêt particulier :

— La polyphagie, cause de dilatation la plus élémentaire, n'intervenant généralement chez nous, que comme cause auxiliaire.

— L'obstruction pylorique, avec dilatation consécutive à la fois fréquente, très-grave par ses causes, souvent considérable, ayant principalement attiré l'attention des premiers observateurs.

— Enfin, et surtout les lésions de la muqueuse comprises sous le nom de dyspepsies ; elles donnent lieu à des dilatations dont la pathogénie offre un grand intérêt, sur lesquelles l'action thérapeutique peut s'exercer plus utilement, et qui, pour ces motifs, font l'objet principal des recherches modernes sur ce sujet.

— La symptomatologie revêt des formes aussi variées que les causes, les effets de la dilatation étant généralement combinés à ceux de la maladie primitive ; on ne peut donc établir un diagnostic qu'avec le concours des signes physiques dont l'existence isolée ne saurait d'ailleurs constituer une dilatation pathologique.

— L'usage de la pompe est assez généralement indiqué. Quant aux autres agents, très-nombreux, ils s'adressent surtout à la cause, et leur emploi varie avec les indications qu'elle fournit ; le diagnostic de la cause est donc du plus grand intérêt.

INDEX BIBLIOGRAPHIQUE.

A. Duplay. — Ampliation morbide de l'estomae, causes, diagnostic (Archives générales de médecine, 2e série, t. III, 1833).

Andral. — Clinique médicale (3e édit., t. III.).

Billet (F.) — Mémoire sur la dilatation de l'estomac (Gaz. hebd. de méd. et de chir., 1859, p. 262).

Brinton. — Traité des maladies de l'estomac. Trad. de Riant (Paris, 1870), avec introd. de M. le professeur Lasègue.

Grisolle. — Traité de pathologie interne (8e édit., 1862), de la dilatation de l'estomac, p. 380.

Bergeret. — Contribution à l'étude de la gastrite cryptogamique : sarcines; merismœpodia ventriculi de Ch. Robin (Lyon médical, 1870).

Bayard (T.) — Traité pratique des maladies de l'estomac (2e édit., Paris, 1872).

Lauradour-Ponteil. — Thèse inaugurale, 1873, Paris.

Le Poil. — Thèse inaugurale, 1877, Paris.

Bucquoy. — France médicale, 1877 et journal de M. Lucas Championnière, 1876.

Leven. — Société de Biologie, 1873, Académie de médécine, passim 1874-1877. Gazette des hôpitaux, 1877.

Vulpian. — Cours de 1874 dans l'Ecole de Médecine.

Bordier. — Journal de thérapeutique 1876. Des dyspepsies.

Dieulafoy. — Bulletin de thérapeutique 1873.

Audhoui. — France médicale, 4 nov. 1877.

Bouchardat. — Traitement hygiénique des dyspepsies. Bulletin de thérapeutique du 15 nov. 1879.

Péan. — Gazette des hôpitaux, 27 mai 1879. De l'ablation des tumeurs de l'estomac par la gastrectomie.

Kussmaul (A.). — Traitement de la dilatation de l'estomac au moyen de la pompe stomacale (Archives générales de médecine, 6e série, 1870, t. XV, p. 445).

Erdmann (L.). — Cas de dilatation subite de l'estomac (Virchow's Archiv., Berlin, 1868, t, 43, p. 293).

Shattuck. — Enlarged and hypertrophied stomach, contracted duodenum (Boston med. and surg. Journal, 1870).

Pepper. — A case of scirrhus of the pylorus with electric excitation of the stomach, and the use of stomach pump in dilatation of that organ (Philadelphia med. Times, 1871).

Neumann. — Einige Faelle von Pylorusstenose (Deutsche Klinik, 1861).

Wiesner (G.). — Aus der Klinik des Prof. Niemeyer in Tubingen. Ueber die Behandlung der Ectasie des Magens mittelst der Magenpumpe (Berlin. Klin. Wochenschrit, n° 1, 1870).

Oppolzer. — Erweiterung des Magens mit Erbrechen von Sarcine (Spital Zeitschrift April 1863).

Oppolzer. — Ueber Magenerweiterung (Wiener méd. Wochenschrift 28, 1867).

Wagner. — Ueber die Percussion des Magens nach Auftreibung mit Kohlensaeure. EinBeitrag zur Anatomie und physikalischen Diagnostic. Marburg, 1869.

Schliep. — Deutsche Klinik, XIVe vol.

Neffel. — Centralblatt f. d. méd. Wiss, n° 21, 1876.

Furnster. — Berlin, Klin. Wochenschrift, n° 11, 1876.

Penzoldt (F.). — Ueber die Magenausspulung mittelst des elastischen Schlauches (Wien. med. Presse 18-43, 1877).

Kussmaul. — Ueber die direkte Faradisirung des Magens (Archiv. fur Psychiatrie und Nervenkrankheiten VIII, 1, p. 205, 1877).

Mueller-Warneck. — Ueber die wiedernaturliche Bewiglichkeit der rechten Niere und deren Zusammenhang mit der Magenerweiterung (Klinik des Prof. Bartels in Kiel., Berl. Klin. Wochenschrift XIV, 30, 1877).

Paris. — A. PARENT, imp. de la Faculté de Médecine, r. M.-le-Prince, 29-31.

www.ingramcontent.com/pod-product-compliance
Ingram Content Group UK Ltd.
Pitfield, Milton Keynes, MK11 3LW, UK
UKHW021015200726
13857UKWH00004B/1461

9 782011 90944